RECHERCHES
MÉDICO-CHIMIQUES

SUR

LA NATURE ET LA PROPRIÉTÉ

DES

EAUX MINÉRALES DE CASSUÉJOULS,

PAR M. F. BONGRAND,

DOCTEUR EN MÉDECINE A LACALM (*Aveyron*).

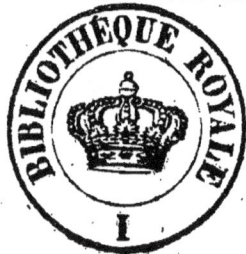

> Si l'on s'expose à perdre ses peines, ce doit être au moins en s'occupant d'un objet utile, afin que la bonne volonté serve d'excuse, et que les efforts infructueux paraissent encore dignes d'estime. (LORDAT, *conseils sur la physiologie*.)

✸

RODEZ,

IMPRIMERIE DE RATERY, RUE DE L'EMBERGUE-GAUCHE.

1847.

A Monsieur de GUIZARD, préfet de l'Aveyron,
officier de la Légion-d'Honneur.

MONSIEUR LE PRÉFET ,

On croira peut-être qu'en vous adressant l'hommage de ce travail je n'ai voulu que voiler sa faiblesse en le couvrant de votre nom. Mais à ce sentiment s'en joint un autre , celui de dire hautement que , grâce à votre administration éclairée et vraiment patriotique , une impulsion salutaire a été donnée dans ce pays à tout ce qui peut lui être utile , et que l'arrondissement d'Espalion , en particulier, devra à votre sollicitude un établissement précieux pour le département, j'oserai même dire pour le midi de la France.

BONGRAND , *doct.-méd.* M.

A M. J. VALADIÉ , maire de Cassuéjouls.

La fontaine minérale de la côte de Cassuéjouls ,
connue seulement de quelques malades de nos
contrées , qui lui doivent la santé et la vie , va enfin prendre rang parmi les eaux les plus salutaires
de ce département.

Vos administrés n'oublieront jamais tout le zèle
que vous avez déployé , et les sacrifices person-
nels que vous vous êtes imposé dans cette circons-
tance.

Homme privé , vous jouissiez déjà de leur es-
time ; maire , vous acquérez tous les jours des
droits à leur reconnaissance , et je me sens heu-
reux d'être ici l'interprète.

BONGRAND , *doct.-méd.* M.

AVANT-PROPOS.

—

Peu habitué à écrire , et ma clientèle dissémi-
née dans de petites localités , fort éloignées
souvent les unes des autres , ne me laissant que
peu de momens libres , j'ai hésité longtemps à
mettre en ordre et à publier les quelques observations que j'avais recueilli , en mettant en usage
dans ma pratique les eaux minérales de la côte de
Cassuéjouls.

Cependant les avantages que plusieurs de mes
honorables confrères ont obtenu de leur emploi
dans plusieurs circonstances où tous les autres
moyens avaient échoué , les pressantes sollicita-
tions de quelques amis et des personnes qui de-
vaient à ces eaux la vie et la santé , le zèle et l'ac-
tivité que M. le maire de Cassuéjouls a déployé
pour faire connaître à l'autorité supérieure les
avantages que notre contrée et l'humanité pourraient retirer d'une appréciation plus exacte de

eur composition et de leur emploi, la bienveillance avec laquelle le premier magistrat du département a reçu ces communications, le zèle avec lequel il a demandé le concours du conseil général pour soumettre l'analyse de ces eaux à un homme éminent dans la science, toutes ces considérations l'ont emporté sur les autres.

Je livre donc au public ce travail sur les eaux minérales de la côte de Cassuéjouls, et appelle l'attention du corps médical de ce pays sur leur emploi. J'espère pouvoir compléter plus tard ces essais, en me livrant avec plus de soin à l'étude de ces eaux, en colligeant les observations que j'aurai recueilli dans ma pratique. J'espère que mes confrères voudront bien m'aider dans ce travail, et je recevrai avec reconnaissance toutes les observations qu'il leur sera agréable de me communiquer.

CONSIDÉRATIONS GÉNÉRALES

SUR LES

EAUX MINÉRALES.

———————

Ce n'est que par l'observation que l'on peut connaître les propriétés d'une eau minérale. Plus elles sont nombreuses et étudiées avec soin, plus l'on est à même de connaître leur mode d'action.

C'est par l'analyse d'un grand nombre d'observations prises sur des sujets de toute espèce, que l'on peut déduire les principes d'après lesquels on établit l'efficacité de l'eau, dans telle maladie, tel degré de la maladie; son danger ou son inutilité dans d'autres, car la vraie médecine dépend d'observations réunies et constatées sur différents malades.

Le médecin ne doit jamais se laisser séduire ni par la prévention, ni par l'enthousiasme de quelques propriétés à peine aperçues, et ordonner telle eau minérale comme remède spécifique et presque universel de tous les maux; il doit, après n'avoir rien négligé dans une nombreuse série d'observations et avoir mis à contribution les différents procédés chimiques qui mènent à la connaissance des principes constitutifs de l'eau, savoir apprécier les personnes, les tempéraments et les divers genres de maladie auxquels elle convient.

Dehaën, Svediaur, Werlof, Alibert et autres pensent que les propriétés spécifiques du mercure, du quinquina, du souffre ne reposent point sur l'analyse chimique, mais sur la saine observation.

De ces idées émises, il faut conclure que les sources minérales produisent de bons effets qui ne peuvent être ralliés à la connaissance des principes minéralisateurs, que l'observation et l'expérience sont les deux plus puissants moyens de fixer les propriétés d'une eau.

La thérapeutique retire des moyens fort actifs, importans et très variés dans leurs effets de l'usage des eaux minérales ; leurs propriétés sont différentes suivant les substances qu'elles tiennent en dissolution. Les eaux minérales naturelles doivent être prises de préférence à la source pour obtenir de bons résultats; et cela à cause de l'influence hygiénique qui agit alors sur le malade. Le genre de médication, obtenu à l'aide des eaux minérales, est le produit de plusieurs médications réunies, qui dépendent, soit de l'action de l'air, du climat, de la température, du changement dans la manière de vivre et des idées de celui qui voyage; c'est même, j'ose le dire, cette influence hygiénique qui donne des résultats prodigieux dans l'usage des eaux minérales prises à la source. L'homme, continuellement occupé à des travaux, soit de l'esprit, soit du corps, comme celui qui, menant une vie molle, se livrant aux plaisirs et excès en tout genre, ne peut obtenir une guérison radicale, ou une amélioration sensible sur sa santé, que lorsqu'ils se trouvent placés quelque temps dans un site champê-

tre , menant une vie douce et tranquille , éloignés du
tracas des affaires , distraits par des promenades et
des conversations diverses ; moyens hygiéniques qui ;
joints à l'action médicamenteuse des eaux prises sur
les lieux , ne peuvent que procurer le bien-être désiré
par le médecin qui les a conseillées.

Considérations sur la topographie de la source minérale ferro-crénatée et carbonatée de Cassuéjouls. —De sa nature physique.

La source minérale naturelle , ferro-crénatée et
carbonnatée de Cassuéjouls, sourd du sud à l'ouest ,
dans une prairie désignée sous le nom de La Côte ,
dans un sol où se trouvent des quantités considéra-
bles de fer carbonaté , sol presque entièrement formé
de fer spathique , à un demi-kilomètre environ d'un
village connu sous le nom du Kaïla , où se trouvent
un cratère et laves d'un volcan éteint , et encore à un
demi-kilomètre du bourg de Cassuéjouls, situé dans
l'arrondissement d'Espalion , à quinze kilomètres de
cette ville et à cinq de Laguiole , dans une magnifi-
que vallée , entre les hautes montagnes d'Aubrac et
celles du Cantal. Cette vallée , d'une grande fertilité ,
est couverte de prairies où les fleurs exhalent , dans
la saison des eaux, un parfum des plus suaves. Les
côteaux environnants sont plantés de bosquets , de hê-
tres, de chênes , de tilleuls , d'ormeaux , et offrent à
l'œil l'aspect le plus riant. Une belle route départe-
mentale , allant de Laguiole à Aurillac , chef-lieu du
département du Cantal , passant à côté de la source ,
est en voie de construction , et permet déjà l'arrivée

des voitures à Cassuéjouls, sur une esplanade gazonnée, de la superficie de trois hectares, désignée sous le nom d'Escognes, qui appartient à la commune, et permet toutes sortes de jeux, d'amusements et de danses. Une seconde route de grande communication, d'Entraygues à Lacalm, traverse la même vallée à un kilomètre de la source. Au sud de Cassuéjouls est une petite rivière, dite de Fet, coulant, du levant au couchant, sur une roche basaltique, qui, au moyen de son eau vive et limpide, donne la truite en abondance, fertilise les riantes prairies qui l'entourent jusques à la rivière de Selves, où elle va se jeter à environ huit kilomètres.

Le séjour de Cassuéjouls est très salubre; on y respire un air sec et vif; on s'y procure facilement des aliments sains et délicats; les habitants ont des mœurs douces et enjouées, et sont très affables envers les étrangers. Les alentours permettent des promenades des plus agréables sur divers mamelons; à l'ouest se trouvent les ruines d'anciens châteaux, tels que : Ténières, Altun, etc. Au sud, à dix kilomètres environ, les ruines de l'ancien couvent d'Aubrac, si célèbre par son hospitalité.

L'eau, qui est un des corps le plus abondamment répandu dans la nature, conserve son état constitutif lorsqu'elle n'a été en contact qu'avec des roches siliceuses, sur lesquelles elle n'a aucune action, tandis qu'elle devient minérale lorsqu'elle a traversé des terrains d'une nature différente, tenant alors en dissolution un assez grand nombre de substances organiques ou de gaz, suivant la qualité des minérais ou matières terreuses qui se trouvent sur l'espace qu'elle parcourt.

La source dont nous traitons donne, par minute, onze cent vingt-cinq grammes d'eau, quantité suffisante pour un grand nombre de buveurs, puisque, d'après les principes minéralisateurs qu'elle contient, elle ne doit être prise qu'à la dose d'un litre dans la matinée. Les pluies ni la sècheresse n'exercent aucune influence sur le volume de l'eau. Une expérience bien constatée et une saine observation ont démontré que le volume était le même dans toutes les saisons, ce qui permet le commencement de la saison des eaux depuis le printemps jusqu'au milieu de l'automne, époque où la constitution atmosphérique devient trop froide. La saison la plus propice est du vingt mai au vingt septembre. La durée de l'usage de l'eau, comme celui de toutes les eaux minérales, varie suivant la chronicité des maladies. Une quinzaine suffit ordinairement pour produire le degré suffisant d'excitation générale qu'on veut obtenir. Quoique cette manière de mesurer la durée de l'emploi des eaux ne soit pas sans inconvénient, il est plus rationnel de les administrer à plus petite dose et d'en prolonger la durée.

Analyse chimique de l'eau minérale naturelle ferrugineuse de Cassuéjouls (*Aveyron*),

(EAU FERRO-CRÉNATÉE ET CARBONATÉE)

Par O. HENRI, *membre de l'académie royale de médecine et chef de ses travaux chimiques.*

Le département de l'Aveyron, si riche en minérais de fer, est connu depuis longues années par les eaux ferrugineuses que l'on voit sourdre à Cransac. Ces eaux sont minéralisées surtout par les sulfates de fer, d'alumine et de manganèse, et leurs propriétés médi-

cales ont été constatées par des observations qui re-
montent à une époque fort ancienne.

Dans le même département, mais à une assez
grande distance, on trouve des eaux ferrugineuses,
mais d'une nature différente et qui ne méritent pas
moins l'attention des médecins. Ces eaux font l'objet
de l'analyse que nous avons l'honneur de présenter
ici. Elles coulent dans une prairie désignée sous le
nom de La Côte, appartenant à la commune de Cassuéjouls, arrondissement d'Espalion, et elles sortent
d'un terrain presque entièrement formé de fer spathique.

L'eau minérale naturelle de Cassuéjouls est d'une
parfaite limpidité à son point d'émergence ; sa température s'élève à quatorze ou quinze degrés centigra-
des ; elle présente une saveur atramentaire assez pro-
noncée. Exposée à l'action de l'air, de la lumière,
de la chaleur, elle laisse dégager, en plus ou moins
grande abondance, un gaz reconnu pour être de l'a-
cide carbonique, et le liquide perd sa limpidité, se
trouble, s'irrite à sa surface, et laisse enfin déposer
des flocons rougeâtres abondants.

Les réactifs et quelques essais qualificatifs ont démontré dans cette eau, savoir :

La présence de l'acide carbonique, d'un peu d'a-
zote, de quelques carbonates terreux, du chlorure de
sodium, d'une trace de potasse, de la silice, de l'a-
lumine, d'une faible quantité de sulfate, et enfin du
fer dissous à l'état de carbonate à l'état de crénate de
protoxide quand le liquide était parfaitement limpide.

L'analyse du dépôt ocracé, recueilli et formé par
l'action de l'air sur l'eau minérale, y a démontré
l'existence du sesqui-oxide de fer, accompagné d'acide
crénique et apocrénique (crénate et apocrénate ferri-
que), d'une trace douteuse de manganèse, et d'une

non équivoque de principe arsénical, sans doute à l'état d'arséniate, mais sans cuivre.

Quant aux fragments de la roche, le fer carbonaté en forme la base.

L'analyse quantitative de l'eau de Cassuéjouls, examinée peu après son puisement, nous a conduit aux résultats suivants, établis pour 1,000 grammes d'eau limpide, prise à son point d'émergence, savoir :

Principes volatils.	Azote.	traces
	Acide carbonique libre 2/3 volume.	
	Bicarbonate de chaux.	0,030 milligr.
	.... magnésie.	

Principes fixes.	Bicarbonate Crénate } de protoxide de fer....	0,086 mm
	Chlorure de sodium.................	0,060
	Sel de potasse...................	indices.
	Sulfate de chaux.................	peu.
	Silice et alumine................	0,074
	Principe arsénical (arséniate ferrique)	indices.
	Manganèse.....................	indices.
	Eau pure......................	999,491

Total..... 1,000,000

La quantité des principes minéralisateurs de l'eau de Cassuéjouls s'élève à o gram. 0,250 milligr. pour 1,000 grammes liquide, et celle du fer métallique à o gr. 0,259 milligr.

L'eau de Cassuéjouls diffère tout-à-fait de celles de Cransac, dans lesquelles le fer est à l'état de sulfate associé à ceux de manganèse et d'alumine ; elle a beaucoup d'analogie avec les eaux forges de Spa, de Bussangues, et elle doit en représenter aussi les diverses propriétés médicales. Quant au principe arséni- cal, signalé déjà dans plusieurs eaux naturelles ferru- gineuses, par MM. Dalkernaer, Figuier, Chatin, etc., il est en proportion, on peut le dire, homéopatique, et n'est distinct que dans les dépôts ocracés où l'élément ferrugineux se trouve accumulé (1). Il ne saurait être regardé comme vénéneux, puisqu'il est accompagné d'une grande quantité de sesqui-oxide de fer (antidote de l'arsenic), et sans aucun doute il y existe à l'état d'arséniate. Plusieurs praticiens rapportent à la présence de ce composé quelques propriétés particulières aux eaux de ce genre qui le renferment.

C'est une opinion qui a besoin d'être appuyée de preuves, mais toujours est-il que l'existence de cet arséniate ne paraît exercer ici aucune action délétère sur l'économie animale.

De l'action de l'eau minérale de Cassuéjouls sur l'économie animale et de ses diverses propriétés dans les maladies.

Les propriétés des eaux minérales se nuancent, se modifient et se combinent jusqu'à l'infini dans chaque sorte de source, et ne peuvent être réellement bien appréciées que par les médecins qui en font une étude particulière. Les principes prédominans qui les constituent, comme ceux de toutes les substances médicamenteuses, doivent servir de base pour grouper les effets qu'elles doivent produire sur l'économie. C'est d'après cette opinion que je dirai qu'il suffit de jeter les yeux sur l'analyse qui vient d'être donnée, pour être convaincu de l'énergie de la propriété de l'eau minérale, dite de la Côte de Cassuéjouls, et

(1) Pour le reconnaître, il a fallu prendre une certaine quantité du dépôt ocracé bien lavé, le calciner convenablement avec l'acide sulfurique pur, et exposer le résidu délayé dans l'eau à l'action de l'hydrogène naissant dans l'appareil de Marsh. Les taches reconnues arsénicales n'ont pas été douteuses.

prévoir les nombreux avantages que la thérapeutique
peut en retirer , comme les cas où elle pourrait deve-
nir nuisible , cas que nous croyons devoir signaler en
premier lieu.

L'eau minérale dont nous traitons , tenant en dissolution une grande quantité de principes toniques
ou antiétiques , ne peut jamais convenir dans les maladies aiguës , surtout dans celles accompagnées de
beaucoup de fièvre , ou qui dépendent de quelques
phlegmasies , dans les anévrismes du cœur, dans les
congestions sanguines du poumon et du cerveau ;
dans ces cas, elle pourrait déterminer l'hémoptysie
ou l'apoplexie ; elles ne conviennent pas mieux dans
les maladies chroniques , lorsqu'il s'opère un travail de dégénérescence tuberculeuse ou cancéreuse ,
parce qu'alors ses propriétés excitantes et toniques
ne serviraient qu'à précipiter plus rapidement vers
une mort certaine , en ranimant trop souvent alors
l'excitation des organes.

Comme on le voit, par l'analyse à l'appui de laquelle viennent les observations déjà recueillies, l'eau
dont il s'agit est essentiellement tonique et excitante;
elle augmente en général l'action de l'estomac et des
organes digestifs, donne surtout du ton au système vasculaire sanguin ; de là vient qu'elle convient particu-
lièrement et qu'elle doit être prescrite , pour ainsi
dire, comme spécifique, aux filles chlorotiques ou mal
réglées ; elles conviennent et donnent les résultats
les plus satisfaisans dans les leucorrhées et gonorrhées anciennes , dans l'anémie , à toutes les
personnes d'un tempérament muqueux et flegma-
tique, dans toutes les maladies qui dépendent d'un
état de langueur des organes intérieurs , dans toutes
les affections asthéniques exemptes de toute compli-
cation inflammatoire, et qui ne sont point accompagnées de fièvres; dans les engorgemens du foie

2

du mésentère , dans les scrofules , le scorbut , les hémorragies passives , les paralysies , généralement dans toutes les maladies nerveuses dépendant d'un état d'affaiblissement, et dans tous les cas où l'on reconnaît un état de faiblesse desv iscères gastriques.

Je ne dois pas moins préconiser leur action astringente , et en recommander l'usage en lotions ou injections, dans les ulcères variqueux et de mauvaise nature , dans tous ceux où il faut employer une méthode d'excitation pour , s'il est permis de m'exprimer ainsi , ranimer des tissus où déjà la vitalité est suspendue.

Les principes minéralisateurs qui constituent l'eau minérale ferro-crénatée et carbonatée de Cassuéjouls, agissant avec force et donnant une vive excitation , comme nous l'avons dit , au système vasculaire sanguin , peuvent rendre utiles la combinaison d'autres moyens thérapeutiques , soit pour en adoucir les effets , soit, au contraire, pour ajouter à sa propriété et la rendre plus active. L'addition d'une boisson émolliente ou mucilagineuse devient indispensable , toutes les fois qu'elle surexcite l'estomac ou le tube digestif, comme aussi chez les scrofuleux, les scorbutiques des sucs d'herbes ou des amers viennent seconder l'action médicamenteuse des eaux.

Traitons maintenant des maladies auxquelles nous avons dit qu'elles convenaient, et citons les observations que nous avons recueillies.

CHLOROSE.

Les nologistes considèrent la chlorose non comme une maladie distincte , mais seulement comme un symptôme d'autres maladies , spécialement de l'aménorrhée. Les pathologistes conviennent que les symp-

tômes qui caractérisent la chlorose, tels qu'une pâleur excessive, couleur jaune, verdâtre, blancheur
des lèvres, expression triste des yeux, teinte terreuse
de la peau, diminution d'appétit, désir d'alimens acides, amour de la solitude, larmes involontaires, pouls
petit et fréquent, palpitations, et autres qu'il serait
trop long d'énumérer ici, ces symptômes, communs
à beaucoup d'autres maladies, doivent faire considérer celle-ci comme cause d'affections morbides diverses, d'altérations organiques antérieures, dérange-
ment de quelque fonction importante, principalement les lésions du tube digestif, et avec plus de vrai-
semblance, comme l'a dit Cabanis, l'inertie des organes génitaux, leur défaut d'action ou l'action irré-
gulière de ces organes sur ceux de la nutrition et de
la sanguification : aussi la trouve-t-on désignée sous
les noms de *fœdus virginum, color icteritia alba, morbus
virgineus, cachexia mulierum febris amatoria*, etc., etc.
S'il est facile de reconnaître la chlorose à ces traits,
il ne l'est pas toujours autant de la distinguer des maladies analogues et de la pâleur qui accompagne la
plupart des maladies chroniques ; mais la nature des
causes qui produisent les maladies de cette espèce
étant les mêmes, et les diverses affections qui présen-
tent les symptômes ci-dessus énumérés, dépendant
d'un état de faiblesse de tel ou tel organe, le traitement ne peut varier de beaucoup; l'usage des toniques
doit être prescrit avec succès dans ces divers cas; ainsi
dans la chlorose, dans l'aménorrhée, dans l'anémie, l'on doit surtout insister sur les moyens hygiéniques. Les promenades à pied dans des lieux ouverts,
accompagnées d'une douce distraction, provenant
soit des agrémens de la conversation, soit de la diver-
sité des sites, sont les exercices qui conviennent spécialement; la danse réunit à tous ces avantages de
l'exercice en général, celui de plaire le plus ordinai-

rement aux malades ; elle en présente aussi quelque-
fois qui sont particuliers au genre de société qu'elle
rassemble. L'usage d'habiter toujours le même lieu
finit pour émousser les effets que l'air produit sur l'é-
conomie, c'est ce qui nous fait conseiller de changer
de lieu de temps en temps. Sous tous ces rapports,
d'après la topographie donnée du lieu de Cassuéjouls,
et la connaissance des principes minéralisateurs con-
tenus dans cette source, on ne peut trouver de meil-
leurs moyens pour combattre avec succès les maladies dont nous avons parlé.

Première observation. Antoinette A...., de la commune de Cassuéjouls, âgée de 3o ans, d'un tempérament lymphatique, quoique issue de parens sains,
ayant joui pendant son enfance d'une forte constitution,
éprouvait depuis un an, par suite de grands abus de
régime, un sentiment de faiblesse générale, mais
principalement à l'épigastre. L'amaigrissement survint, la menstruation cessa ; des symptômes graves
se manifestèrent. Les eaux de la Côte lui furent or-
données à la dose de deux litres par jour. Dès le premier jour, il survint un sentiment de trémousse-
ment dans les membres inférieurs, qu'elle com-
parait à la suspension de la circulation dans ces
parties. Ces symptômes persistèrent pendant trois
jours, avec une constipation opiniâtre, qui céda ai-
sément. Nous conseillâmes alors de réduire la dose
de l'eau à un litre par jour ; le cinquième jour elle
éprouva un bien-être général ; les jours suivans l'appétit reparut un peu, et progressivement les forces
se rétablissaient, lorsqu'au bout d'une quinzaine de
jours la menstruation reparaissant abondamment,
elle reprit le teint ordinaire qu'elle avait dans sa jeu-
nesse, et depuis deux ans elle jouit d'une parfaite
santé.

Deuxième observation. Marie V...., de la commune d'Alpuech, âgée de 25 ans, menstruée depuis l'âge de de seize ans, époque à laquelle ses mois avaient paru pour la première fois, sans se renouveler de depuis, tomba tout-à-coup dans un abattement extrême; une douleur aiguë se fit sentir au côté gauche, la pâleur de la face survint, l'appétit devint nul, elle devint morose et mélancolique ; après cinq jours d'usage des eaux de la Côte, l'appétit reparut un peu, les douleurs du côté commencèrent à diminuer après douze jours, un sentiment de pesanteur se manifesta sur la région hypogastrique; une douleur assez aiguë survenue dans cette partie la détermina à cesser l'usage des eaux ; quelques jours après l'écoulement périodique reparut, et toutes douleurs cessèrent.

Elle nous a dit vouloir reprendre cette année les mêmes eaux qui avaient produit sur elle de si bons effets.

Troisième observation. Marie-Jeanne C....., de la commune de Cassuéjouls, âgée de 21 ans, d'un tempérament sanguin, était parvenue à cet âge sans apparition de flux périodique. Depuis cinq ans, le printemps et l'été de chaque année, elle éprouvait sur les diverses parties du corps, principalement à la face, des érysipèles, des céphalalgies intenses, douleurs aiguës dans l'hypocondre droit, lassitude dans les membres inférieurs ; elle avait habituellement les paupières rouges et gonflées. Après avoir pris sans succès pendant deux ans les eaux gazeuses de Sainte-Marie (Cantal), elle nous a dit avoir pris, en 1846, les eaux minérales de son pays natal (Cassuéjouls), sans avoir consulté de médecin, et en avoir éprouvé les résultats qui suivent :

Les premiers jours les eaux lui occasionnaient un étourdissement qui durait environ une heure ; elle rendait tous les jours uue cuillerée de sang par les selles ; elle avait néanmoins toujours continué, et après 6 à 7 jours, elle avait commencé de voir paraître un léger écoulement menstruel qui avait augmenté peu à peu pendant cinq jours. Après la première quinzaine ses jambes étaient devenues moins lourdes, la douleur qu'elle éprouvait dans l'hypocondre avait considérablement diminué ; depuis l'an dernier, les érysipèles ne se sont plus manifestés, et ses mois n'ont subi aucune variation.

SCROFULES. — SCORBUT.

Je traite ces deux maladies dans le même article, qui, quoique distinctes par elles-mêmes, se trouvent fréquemment associées, et dans lesquelles les mêmes eaux minérales naturelles peuvent être conseillées.

Le scrofule, maladie fort commune, est caractérisé par un engorgement particulier des glandes lymphatiques, avec tuméfaction dure, indolente, dont le volume varie principalement dans les glandes du cou qui, après plus ou moins de temps, finissent par l'inflammation et la suppuration. Les autres caractères particuliers du scrofule, sont : le gonflement du ventre, l'épaississement de la lèvre inférieure et des ailes du nez ; le volume de la tête, les yeux saillans et chassieux, ne pouvant supporter l'impression du soleil ; les gerçures des lèvres, des narines, la blancheur de la peau et des dents, les ulcérations à la peau, la nonchalance dans les actions et fonctions du corps, et autres qu'il serait trop long de rapporter ici.

Le scorbut présente une partie de ces symptômes ;

de plus, mollesse et saignement des gencives, fétidité de la bouche, couleur plombée du visage, profond abattement, amaigrissement, taches et ecchymoses sur différentes parties du corps. Quiconque cherche de bonne foi à remonter à la source des désordres qui viennent d'être énumérés, ne peut s'empêcher de les considérer comme l'effet d'une altération profonde dans la composition chimique du sang.

Bordeu, Portal, Cooper, Samuel ont recommandé, à juste titre, les eaux minérales toniques et excitantes dans ces deux maladies, et tous les praticiens ont reconnu dans l'une comme dans l'autre que les moyens hygiéniques que l'on prend pendant la saison des eaux, deviennent l'action médicamenteuse la plus utile dans le traitement général de ces maladies ; et parmi les substances les plus médicamenteuses les plus recommandables, sont : le quinquina, les gentianes ; mais par-dessus celles-là le fer minéral qui, formant la principale base de l'eau minérale naturelle de Cassuéjouls. L'usage en est indiqué dans ces deux maladies, toutes les fois qu'il n'existe pas de symptômes de phlogose, et qu'on a soin d'associer avec discernement, et suivant les circonstances, les divers genres d'excitans et de toniques.

La nouvelle découverte de la source ne nous permet que de donner une seule observation sur le scrofule. Le sujet de notre observation confirme l'opinion de Portal, qui a prétendu que le scrofule pouvait souvent être acquis par une syphilis ancienne ou mal traitée.

Observation (1). M. ***, a habité la capitale

(1) La prudence et la discrétion dont le médecin doit user en pareille matière, ne nous permettent point de désigner la personne qui est le sujet de cette observation.

pendant longues années ; il a été fréquemment atteint de gonorrhées qui , après avoir passé à l'état chronique ont été combattues et guéries par d'habiles médecins ; mais un an après la guérison se sont manifestés chez lui des engorgemens dans les glandes du cou avec tuméfaction considérable ; de plus , l'ouverture de varices à la jambe gauche a donné lieu à une ulcère à large surface , des engorgemens dans les articulations tibio-fémorales , raideur dans les membres inférieurs , qu'il rapportait à un état rhumatismal ; pâleur excessive de la peau , faiblesse générale , digestion difficile , diarrhées fréquentes.

Arrivé de Paris , il nous a manifesté le désir de prendre des eaux minérales : nous lui avons conseillé de prendre celles qui font le sujet de notre mémoire. Il en a commencé l'usage , à la dose de quatre verres par jour ; le premier , le second et le troisième jour , effet nul ; le quatrième , apparition d'un bourrelet hémorroïdal ; application de dix sangsues et bains de siége , augmentation de la dose de l'eau jusqu'à sept verres dans la matinée ; le sixième jour les hémorroïdes coulent , soulagement sensible ; prescription des frictions avec l'hydriodate de potasse , sur les glandes et sur les articulations malades ; une légère infusion de sommités houblon est prescrite pour boisson ordinaire dans la journée. Des lotions ont été faites plusieurs fois le jour sur l'ulcère de la jambe gauche , avec l'eau minérale , dans laquelle j'ai ajouté la dissolution d'un décigramme nitrate d'argent par litre d'eau, avec un bandage en caoutchouc. L'usage des eaux et ce mode de traitement sont continués pendant vingt-deux jours , durant lesquels le malade a vu cicatriser son ulcère et doubler ses forces ; les engorgemens des glandes ont considérablement diminué de volume , la peau a repris un teint coloré, les articulations ont repris une souplesse telle , qu'un

mois après M. *** est reparti pour Paris. Nous venons
de recevoir une lettre de lui, nous annonçant qu'il
jouit d'une bonne santé depuis l'emploi des eaux minérales de Cassuéjouls.

DYSPEPSIE.

Une des maladies que l'on rencontre souvent dans
la pratique, principalement chez les habitans des
villes et chez les personnes riches, c'est la dyspep-
sie par atonie, occasionnée par les alimens gras,
huileux, acides, acres, échauffans, épicés, par
les boissons spiritueuses, alcooliques, narcotiques,
par les irrégularités dans la manière de vivre, excès
des femmes, pertes blanches chez ces dernières, toutes
évacuations quelconques immodérées; le défaut de
sécrétion biliaire ou gastrique, les abstinences trop
longues, les travaux de cabinet chez les hommes de
lettres, les passions vives, les peines d'esprit. Toutes
ces causes entraînent des digestions lentes, difficiles,
laborieuses, dépravées, qui sont le résultat de la faiblesse et du relâchement des fibres musculaires de
l'estomac ; les personnes atteintes de cette maladie se
plaignent de dégoûts, de gonflemens, de rapports
acides, de vents, d'aigreurs, parfois des nausées
après le repas, de la constipation ou de la diarrhée.
Plusieurs auteurs modernes donnent à ces affections
le nom de gastrite chronique. Quand cette maladie
n'est pas trop ancienne, et qu'elle est essentiellement
atonique, les absorbans, tels que la magnésie et le
bicarbonate de chaux, combinés avec les martiaux,
sont conseillés par tous les praticiens, et c'est le cas
d'envoyer les malades aux eaux minérales de Cassuéjouls qui, comme on l'a vu par l'analyse, renferment tous ces principes.

Observation sur la dyspepsie ou gastrite chronique.

Antoine A....., de la Bancalerie, âgé de 47 ans, s'étant livré à des travaux de la campagne très pénibles, mouillé de sueur, après avoir bu de l'eau fraîche de fontaine, fut immédiatement saisi d'une douleur aiguë à l'épigastre, avec sentiment de constriction dans l'œsophage tel, qu'il disait ne pouvoir avaler ni solide ni liquide; ces symptômes qui doivent être attribués à la répercussion subite de l'excessive sueur dans laquelle il était, ont déterminé sur ce sujet une gastrite aiguë qui, négligée ou mal traitée pendant deux ans, a occasionné les accidens dont nous venons de parler, et l'a réduit à un tel état de faiblesse qu'il n'a pu se livrer à aucune espèce de travail. Sont survenus des rapports acides, des nausées, parfois des vomissemens après le repas, et une diarrhée presque continuelle, ce qui l'a déterminé à prendre les eaux minérales de Cassuéjouls ; il nous a assuré que c'était par leur usage de quinze jours qu'il était parvenu à améliorer sa santé, que les organes de la digestion avaient repris leurs fonctions, que la diarrhée avait cessé, et qu'enfin ses forces augmentaient de jour en jour.

CONCLUSION.

Il est une foule d'autres observations que nous regrettons de ne pouvoir donner, n'ayant pu les constater nous-même depuis le peu de temps que nous avons fait l'étude de ces eaux ; mais maintenant que les principes minéralisateurs qu'elles contiennent sont connus, je désire que mes confrères se mettent en mesure de vérifier par leurs propres observations ce que j'ai avancé touchant les propriétés de cette source.

On ne peut trouver de meilleur genre de médication que celui qui est fourni par la nature. Toutes les eaux minérales factices ne peuvent, dans aucun cas, remplacer les eaux minérales naturelles.

Les relations que nous pourrons entretenir avec nos confrères nous mettront en même de pouvoir livrer plus tard au public une notice et des observations plus nombreuses sur le succès qu'obtiendront les eaux minérales que nous avons signalées.

La Bruyère a dit que : Si certains hommes ne vont pas dans le bien, jusqu'où ils pourraient aller, c'est par le vice de leur première instruction (1). De même

(1) *Les Caractères* ou *les mœurs de ce siècle*, chap. XI.

je puis dire en terminant : si je ne me suis assez
étendu, c'est par le défaut de la connaissance d'un
assez grand nombre de faits.. ....

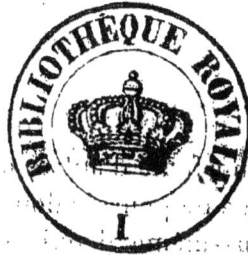

FIN.

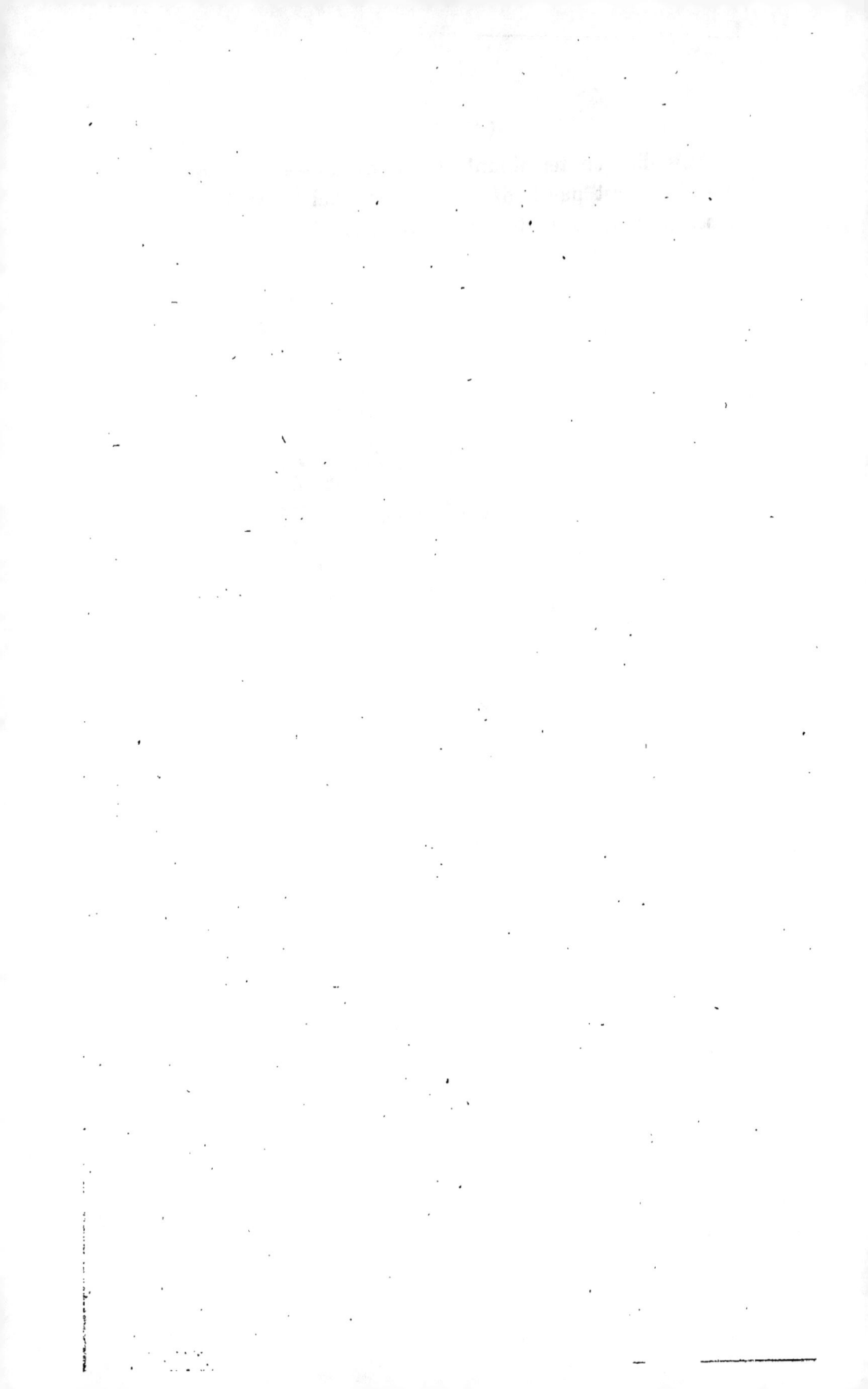

www.ingramcontent.com/pod-product-compliance
Lightning Source LLC
Chambersburg PA
CBHW060511200326
41520CB00017B/4997